BEI GRIN MACHT SICH IHR
WISSEN BEZAHLT

AF166883

- Wir veröffentlichen Ihre Hausarbeit,
  Bachelor- und Masterarbeit

- Ihr eigenes eBook und Buch -
  weltweit in allen wichtigen Shops

- Verdienen Sie an jedem Verkauf

Jetzt bei www.GRIN.com hochladen
und kostenlos publizieren

GRIN

Psychologie des Gesundheitsverhaltens. Selbstwirksamkeitserwartung

Selina Glaubitz

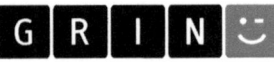

Bibliografische Information der Deutschen Nationalbibliothek:

Die Deutsche Nationalbibliothek verzeichnet diese Publikation in der Deutschen Nationalbibliografie; detaillierte bibliografische Daten sind im Internet über http://dnb.d-nb.de abrufbar.

ISBN: 9783346597847
Dieses Buch ist auch als E-Book erhältlich.

© GRIN Publishing GmbH
Nymphenburger Straße 86
80636 München

Druck und Bindung: Books on Demand GmbH, Norderstedt Germany
Gedruckt auf säurefreiem Papier aus verantwortungsvollen Quellen

Das vorliegende Werk wurde sorgfältig erarbeitet. Dennoch übernehmen Autoren und Verlag für die Richtigkeit von Angaben, Hinweisen, Links und Ratschlägen sowie eventuelle Druckfehler keine Haftung.

Das Buch bei GRIN: https://www.grin.com/document/1176531

Deutsche Hochschule für

Prävention und Gesundheitsmanagement

Hermann Neuberger Sportschule 3

66123 Saarbrücken

Einsendeaufgabe

Fachmodul:	Psychologie des Gesundheitsverhaltens
Studiengang:	Bachelor Gesundheitsmanagement
Datum **Präsenzphase**	**17.-19.9.2018**
Name, Vorname:	Glaubitz, Selina
Studienort:	**München**
Semester:	**SS 2018**

Inhaltsverzeichnis

1 Selbstwirksamkeitserwartung

1.1 Definition Selbstwirksamkeitserwartung

Selbstwirksamkeit wird definiert als die individuell unterschiedliche Überzeugung der eigenen Fähigkeiten, bei der Organisation und Ausführung von Handlungen die angemessene Leistung trotz möglicher Widerstände erbringen zu können (Bandura 1986; 1992; zitiert nach Pieter, 2017; Schwarzer, 2004; zitiert nach Deutsche Hochschule für Prävention und Gesundheitsmanagement, 2018). Insofern ist sie sowohl ein kognitives als auch emotionales Konstrukt (Prof. Dr. H. Rehmer, persönl. Mitteilung, 19.09.2018). Die Einschätzung der eigenen Selbstwirksamkeit wird als Selbstwirksamkeitserwartung bezeichnet (Schwarzer, 2004; zitiert nach Pieter, 2017).

1.2 Vergleich der Selbstwirksamkeitserwartung von fünf Testpersonen

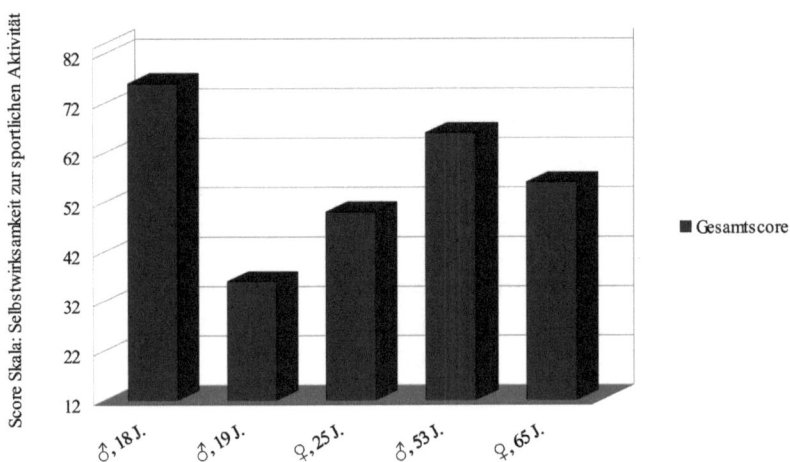

Abb. 1: Ergebnisse der SSA-Skala zur Selbstwirksamkeit zur sportlichen Aktivität (eigene Darstellung)

Wie dem obigen Diagramm entnommen werden kann, können die Teilnehmer der Umfrage einen Wert zwischen zwölf und 84 Punkten erreichen. Dieser Wert setzt sich aus den Antworten der zwölf Fragen zusammen, die jeweils mit Einstufungen zwischen 1 (= ich bin mir gar nicht sicher) und 7 (=ich bin mir ganz sicher), zu beantworten waren. Der Mittelwert ist demzufolge bei 48. Der Durchschnittsscore der vorliegenden Umfrage liegt bei 56,8. Somit lässt sich erkennen, dass die Selbstwirksamkeitserwartung des 18-jährigen Mannes mit einem Wert von 76 Punkten überdurchschnittlich hoch ist. Aus dem Fragebogen ist weiter ersichtlich, dass nur eine negative Gemütsverfassung (wie z.B. Niedergeschlagenheit etc.) oder soziale Verpflichtungen (z.B. Freunde zu Besuch) für ihn ein geringer Widerstand wären, die geplante sportliche Aktivität ausfallen zu lassen. Im Gegensatz dazu ist die Selbstwirksamkeit des Mannes im Alter von 19 Jahren mit einem Gesamtscore von 36 deutlich geringer. Er hat bei keiner Antwortmöglichkeit seine Selbstwirksamkeit mit sechs oder sieben bewertet. Es gibt hier auch keine bestimmten Widerstände, die bei der Auswertung des Fragebogens ins Auge fallen. Sowohl innere, soziale, als auch umweltbezogene (z.B. viel Arbeit) Effekte können ihn sehr wahrscheinlich von der geplanten Sporteinheit abhalten. Im Vergleich ist eine Steigerung der Selbstwirksamkeit bei der 25-jährigen Frau zu beobachten. Ihr Gesamtscore von 50 Punkten liegt zwei Punkte über dem Mittelwert von 48. Auch hier ist auffallend, dass vor allem die sozialen Einflussfaktoren Hindernisse darstellen. Allerdings ist sie sich bei keinem der aufgeführten Hindernisse ganz sicher (Antwort „7"), die Sportaktivität dennoch auszuführen. Der 53-jährige Mann hingegen hat sogar fünfmal seine Selbstwirksamkeit mit sieben bewertet. Nur die sozialen Einflussfaktoren stellen für ihn Widerstände dar. Zuletzt ist bei der Frau im Alter von 65 Jahren auffallend, dass sie keine Antwort mit sieben, dafür aber sieben Antworten mit sechs bewertet hat. Auch sie sieht die größte Herausforderung darin, Sport zu treiben, auch wenn ihr soziales Umfeld ihre Aufmerksamkeit verlangt. Als Fazit kann man sagen, dass die Selbstwirksamkeitserwartung der einzelnen Personen sehr unterschiedlich ist, auch wenn alle ausgewählten Teilnehmer regelmäßig Sport treiben. Als Gemeinsamkeit aller Testpersonen ist aber klar zu erkennen, dass soziale Effekte, wie Freunde zu Besuch, Freunde, die etwas unternehmen wollen oder die Beanspruchung durch Partner oder Familie einen großen Widerstand darstellt, die geplante sportliche Aktivität dennoch durchzuführen.

1.3 Vergleich zweier Studien zum Thema Selbstwirksamkeitserwartung

Tab. 1: Vergleich der Studien von Dohnke, Müller-Fahrnow und Knäuper (2006) und Schneider und Rief (2007) bezüglich der Selbstwirksamkeitserwartung in der Rehabilitation (eigene Darstellung)

	Dohnke et al., 2006	Schneider und Rief, 2007
Fragestellung	Einfluss von Reha-Motivationen (d.h. Ergebniserwartungen und Selbstwirksamkeitserwartungen) auf die Ergebnisse einer Rehabilitation nach Hüftgelenkersatz Zwei Hypothesen sollen überprüft werden: 1. Ergebniserwartung (EE) und Selbstwirksamkeitserwartung (SWE) zu Reha-Beginn leisten einen Beitrag zur Vorhersage der Reha-Ergebnisse. 2. Ergebnis- und Selbstwirksamkeitserwartung werden durch behandlungsbezogene Erfahrungen, den körperlichen Gesundheitszustand und das emotionale Wohlbefinden jeweils zum Reha-Beginn beeinflusst.	Folgende Hypothesen sollen geprüft werden: 1. Die Selbstwirksamkeitserwartung (SWE) von Patienten mit anhaltender somatoformer Schmerzstörung steigt, wenn die Schmerzbewältigungsstrategien verbessert werden. 2. Die SWE steigt, wenn schmerzbedingte und allgemeinpsychologische Beeinträchtigungen geringer werden. 3. Die SWE steigt, wenn Therapieerfolge eintreten. Folgende offene Fragen sollen geklärt werden: Haben Verbesserungen in den genannten Bereichen indirekten oder direkten Einfluss auf die SWE? Wie groß ist der relative Einfluss der einzelnen Bereiche?
Stichprobe	1065 Patienten, davon 60% Frauen, durchschnittliches Alter: 64,58 Jahre, Hauptdiagnose zu 92% Hüftarthrose, Reha-Beginn im Durchschnitt 21,56 Tage nach der Operation und Dauer durchschnittlich 22,64 Tage	316 Patienten einer stationären, psychosomatischen Reha, im Durchschnitt 47,9 Jahre alt, 85,1% weiblich, die durchschnittlich 8,0 Jahre von den Schmerzen beeinflusst worden sind, 298 davon haben beide Befragungen ausgefüllt
Materialien/Tests	Erhebung folgender Angaben mithilfe eines Fragebogens: Alter, Geschlecht, Schmerzen (subjektive Einschätzung in drei Stufen: in Ruhe, bei den ersten Schritten und beim Gehen auf einer Skala von 0 bis 10), eingeschränkte Aktivitäten des täglichen Lebens (= ADL-Funktion, Einschränkung bei acht Alltags-Aktivitäten soll auf drei- bis fünfstufiger Skala bewertet	Instrumentalisierung mehrerer Fragebögen: Aachener Selbstwirksamkeitsfragebogen: Änderung der SWEn in Bezug auf Arbeit/Leistung, Interaktion und Körper/Gesundheit Fragebogen zur Erfassung der Schmerzverarbeitung: Änderung der Schmerzbewältigung in Bezug auf kognitive Um-

	Dohnke et al., 2006	Schneider und Rief, 2007
	werden), EE (EE-Item folgt auf jeweiliges Schmerz- oder ADL-Item mit demselben Antwortformat. → Mittelwertskala schmerzbezogener Ergebniserwartungen und Summenskala ADL-bezogener Ergebniserwartungen) und SWE (bezogen auf die erwarteten Therapieerfolge mithilfe einer Skala; schmerzbezogene SWE als Einzelitem; ADL-bezogene SWE über Mittelwertskala), Depressivität (vierstufige Skala, wie häufig bestimmte Aussagen in der letzten Woche zutrafen), behandlungsbezogene Erfahrungen (direkte Erfahrungen aus einer vorherigen Reha oder symbolische Erfahrungen über die Aufklärung vor der Operation), Arztangaben zum körperlichen Gesundheitszustand (aktiver Beugungsgrad am operierten Hüftgelenk, funktionelle Einschränkungen am nicht operierten Hüftgelenk, Nebendiagnosen)	strukturierung, Kompetenzerleben, Ruhe-/Entspannungstechniken sowie Änderung schmerzbedingter Beeinträchtigung in Bezug auf Hilflosigkeit/Depression, Angst Pain Disability Index: Änderung schmerzbedingter Beeinträchtigung in Bezug auf die schmerzbedingte Behinderung Allgemeine Depressionsskala sowie Interaktiver Angstfragebogen: Änderung der allgemeinen psychischen Beeinträchtigung Bei oben genannten Items werden Prä-Post-Differenzen gebildet, deshalb werden sie den indirekten Veränderungsmessung zugeordnet. Als direkte Veränderungsmessung soll der Patient anhand eines Ratings eigene Erfolgseinschätzungen bezüglich der Änderung des körperlichen und psychischen Befindens und den Beschwerden insgesamt vornehmen.
Untersuchungsdesign	Ausgabe und Auswertung der Fragebögen zu drei Zeitpunkten: T1: zu Reha-Beginn, T2: am Reha-Ende und T3: sechs Monate nach der Entlassung, wobei sich die vorliegende Untersuchung ausschließlich auf die ersten zwei Zeitpunkte bezieht. Zu T1 wurden alle Angaben erfasst, die unter der Zeile „Materialien/Tests" aufgeführt sind. Zum Zeitpunkt T2 wurden lediglich folgende Daten erhoben: Alter, Geschlecht, Schmerzen und eingeschränkte ADL-Funktionen	0. Erhebung der Daten jeweils zur Aufnahme und Entlassung der Patienten 1. Formulierung zweier Strukturgleichungsmodelle aufgrund theoretischer Überlegungen 2. Erstellung eines programmgeleiteten Modells, indem ein Modell ohne Pfadannahmen zwischen den latenten Variablen erstellt und bis zur Modellpassung um jeweils einen Pfad erweitert wurde Zwischenschritt: Vergleich der Modelle anhand der Modellpassung und der Pfadkoeffizienten 3. Kreuzvalidierung des besten Modells an zwei randomisiert erstellten Stichprobenhälften
Hauptergebnisse	Bezogen auf die erste Hypothese: Insgesamt erwarteten die Patienten	Die theoriegeleiteten Modelle entsprachen beide dem pro-

Dohnke et al., 2006	Schneider und Rief, 2007
für T2 im Vergleich zu T1 geringere Schmerzen und weniger ADL-Einschränkungen. Je höher die Reha-Motivationen, bezogen auf Schmerzen und ADL-Funktionen zu T1, desto geringer waren zu T2 die Schmerzen und ADL-Einschränkungen. Zudem ist der Zusammenhang zwischen ADL-bezogener EE und Reha-Ergebnis größer, wenn die SWE größer ist. Bezogen auf die zweite Hypothese: Umso jünger die Patienten, desto höher ist die schmerzbezogene EE und die ADL-bezogene SWE. Männer haben eine höhere ADL-bezogene EE und höhere SWEn. Behandlungsbezogene Erfahrungen: hierbei hat nur die symbolische Erfahrung der präoperativen Aufklärung signifikanten Einfluss: Umso besser sich die Patienten aufgeklärt fühlen, desto höher sind die SWEn und desto geringer die EEn. Am meisten Einfluss haben folgende Parameter: Umso geringer die berichteten Schmerzen und ADL-Einschränkungen, desto höher die Reha-Motivationen. Umso besser die Beugung im operierten Hüftgelenk, desto höher die ADL-bezogene EE und die SWEn. Ist das nicht operierte Hüftgelenk eingeschränkt, ist die ADL-bezogene SWE geringer. Umso weniger Nebendiagnosen, desto höher die SWEn. Emotionales Wohlbefinden: je geringere Depressivitätswerte, desto höhere schmerzbezogene EE und SWEn. Selbstwirksamkeitserwartung: Umso höhere SWE, desto höhere EE Insgesamt lässt sich sagen, dass beide Erwartungstypen Einfluss auf die Reha-Ergebnisse hatten, der über die anfänglichen Beschwerden	grammgeleiteten, weshalb es kein besseres oder schlechteres Modell gibt. Die Verbesserung der Schmerzbewältigungsstrategien hat den größten Gesamteffekt auf die Steigerung der SWE. Sie nimmt ebenso wie die Reduktion der schmerz- und allgemeinpsychischen Beeinträchtigungen und die direkt erlebten/erfragten Therapieerfolge direkten Einfluss auf die SWE. Weiter hat die Verbesserung der Schmerzbewältigungsstrategien eine Veränderung der schmerz- und allgemeinpsychischen Beeinträchtigungen und der direkten Erfolgseinschätzungen zur Folge und nimmt somit noch größeren indirekten Einfluss auf die Verbesserung der SWE. Die Reduktion von schmerz- und allgemeinpsychischen Beeinträchtigungen hat den größten direkten Einfluss auf die Verbesserung der SWE. Inwiefern sich die Verbesserung der schmerz- und allgemeinpsychischen Beeinträchtigungen gegenseitig beeinflussen, blieb ungeklärt. Die Zusammenhänge zwischen indirekter und direkter Veränderungsmessung sind nur gering.

	Dohnke et al., 2006	Schneider und Rief, 2007
	hinausgeht, was einen Hinweis auf die Richtigkeit der sozial-kogniti-ven Theorie Banduras gibt.	

Zuerst soll im Vergleich der beiden Studien auf die unterschiedliche Fragestellung eingegangen werden. In ersten Studie von Dohnke et al. (2006) ist die zentrale Frage, inwiefern die Ergebnisse einer Rehabilitation von der Selbstwirksamkeits- und Ergebniserwartung beeinflusst werden und wie diese wiederum unter dem Einfluss von behandlungsbezogenen Erfahrungen, körperlichem Gesundheitszustand und emotionalem Wohlbefinden stehen. Die zweite Studie von Schneider und Rief (2007) befasst sich primär mit den Einflussfaktoren auf die Selbstwirksamkeitserwartung. Die Stichprobe der ersten Studie ist mehr als dreimal so groß wie die der zweiten, was das Ergebnis in erster Linie repräsentativer macht. Eine Gemeinsamkeit ist der Vergleich der Angaben jeweils zu Beginn und Ende der Behandlung. Dohnke et al. erheben zwar die Angaben sechs Monate nach der Entlassung noch einmal, allerdings fließen diese Daten nicht mit in die vorliegende Untersuchung ein. Als Unterschied nehmen Schneider und Rief allerdings auch die Erfolgseinschätzung der Patienten als direkte Veränderungsmessung mit in den Fragebogen auf, was Dohnke et al. außer Acht lassen. Das Untersuchungsdesign unterscheidet sich vor allem darin, dass Schneider und Rief theorie- und programmgeleitete Modelle erstellen, die nach einigen Verbesserungen letztendlich sowohl in der Modellpassung als auch den Pfadkoeffizienten übereinstimmen. Anhand dessen können sie quantitative Ergebnisse darstellen. Dohnke et al. hingegen werten die Fragebögen direkt aus und können anhand dessen eher qualitative Aussagen treffen, welche Wechselwirkungen zwischen den untersuchten Faktoren herrschen.

2 Literaturrecherche

2.1 Definition Suchterkrankungen

Laut Dilling, Mombour und Schmidt (2000) (zitiert nach Pieter, 2017) liegt eine Abhängigkeit, also Suchterkrankung, dann vor, wenn drei der folgenden Kriterien des Klassifikationssystems ICD-10 über einen Monat hinweg oder wiederholt innerhalb eines Jahres auftreten:

> starkes Verlangen, die Substanz zu konsumieren; verminderte Kontrolle über Beginn, Beendigung und Menge des Konsums; körperliche Entzugssymptome bei Reduktion oder Beendigung des Konsums; Toleranzentwicklung ...; Einschränkung des täglichen Lebens auf den Substanzkonsum; anhaltender Konsum trotz eindeutig schädigender Folgen, dessen sich der Betroffene bewusst ist oder bewusst sein sollte. (Dilling, Mombour & Schmidt (2000); zitiert nach Pieter, 2017)

2.2 Theoretische Grundlagen

Suchterkrankungen lassen sich in stoffgebunden und nichtstoffgebunden unterscheiden. Zu ersteren zählen zum Beispiel Tabak- oder Alkoholsucht, zu zweiteren unter anderem Glücksspiel- oder Internetsucht (Pieter, 2017). Viele Definitionen beziehen sich auf stoffgebundene Suchterkrankungen, da sie sich oft auf Substanzen beziehen. Allerdings können die Begriffflichkeiten für nichtstoffgebundene Abhängigkeiten analog verwendet werden. Die Fachbegriffe Sucht und Gewöhnung sind nach den ICD-10 Richtlinien der WHO von den Begriffen Abhängigkeit und schädlicher Gebrauch (=Missbrauch) abgelöst worden (Soyka, 1999).

2.3 Entstehung von Suchterkrankungen

Laut Yalachkov, Kaiser, Roeper und Naumer (2012) kann man Suchterkrankungen in mehrere Phasen einteilen, in denen verschiedene Reize und auch verschiedene Hirnregionen besonders bedeutsam sind. Die ersten Phasen werden dadurch charakterisiert, dass das Verhalten immer stärker von dem Verlangen nach der Substanz beeinträchtigt wird. „In den späten Phasen der Sucht ist die Verbindung zwischen den Drogenreizen und den zugehörigen Verhaltensreaktionen stark automatisiert" (Yalachkov et al., 2012), was mit der Beeinträchtigung der „exekutiven Funktionen ein zwanghaftes Konsummuster begünstigt" (Yalachkov et al., 2012). Das Institut Suchtprävention pro mente Oberösterreich (2016) liefert verschiedene Theorien, wie eine Sucht entsteht. Es unterscheidet zwischen psychologischen, biologischen und soziologischen Erklärungsansätzen, die im Modell der Trias der Entstehungsursachen von Abhängigkeit miteinander vereint werden. Nach dem psychologischen Ansatz liegt die Ursache der Sucht beim Individuum, zum Beispiel aufgrund einer Störung der Persönlichkeitsentwicklung oder der Sucht als erlerntes Verhalten (sowohl operatives Konditionieren als auch Modelllernen). Beim biologischen Ansatz geht es primär darum, dass die psychoaktiven Substanzen neurobiologische Veränderungen bewirken und so Belohnungsgefühle auslösen. Der soziologische Ansatz schließlich bezieht sich auf das Setting des Einzelnen. Darunter fällt unter anderem der Effekt des Gruppenzwangs, fehlender familiärer Rückhalt, etc. Diese drei Ansätze werden insofern miteinander in Verbindung gebracht, als sie miteinander in Wechselwirkungen treten. Wie bereits erwähnt, gibt es mehrere Phasen der Suchtentstehung, in denen jeweils verschiedene Faktoren im Vordergrund stehen.

2.4 Überblick über aktuelle Daten und Zahlen

Die am häufigsten konsumierte illegale Substanz ist laut der Drogenbeauftragten der Bundesregierung (2018) nach wie vor Cannabis, Hauptursache für drogenbezogene Todesfälle ist jedoch eine Überdosis Heroin (Drogenbeauftragte der Bundesregierung, 2018). Laut Statistischem Bundesamt (Destatis) (2018) stellt Tabak- und Alkoholmissbrauch aber weiterhin das größte Suchtproblem dar. Im Jahr 2014 mussten über 22000 Kinder und Jugendliche zwischen zehn und 19 Jahren aufgrund akuten Alkoholmissbrauchs stationär in einem Krankenhaus behandelt werden, wobei rund 70 % derer noch keine 18 Jahre alt waren (Böhm, 2016). Insgesamt starben laut Rübenach (2007) in Deutschland im Jahr 2005 16329 Menschen an alkoholbedingten Erkrankungen, was knapp 0,2% aller Verstorbenen in diesem Jahr sind. Auffällig ist, dass dreimal so viele Männer an alkoholbedingten Erkrankungen starben wie Frauen. Die Zahl der Raucher ist laut Böhm zwar seit einigen Jahren rückläufig, allerdings gaben im Jahr 2013 immer noch 24% der Bevölkerung im Alter von über 15 Jahren an, Raucher zu sein. 1995 waren es noch 28%. Auch hier ist die Quote bei Männern höher (im Jahr 2013 29%) als bei Frauen (2013 20%) und zwar in jeder Altersgruppe (Böhm, 2016). Bei der vorliegenden Befragung gaben rund 12% der regelmäßigen Zigarettenraucher an, im Durchschnitt mehr als 20 Zigaretten pro Tag zu rauchen. 15% der männlichen Raucher und nur 8% der weiblichen fallen somit in die Kategorie, die nach der WHO starke Raucher sind (Böhm, 2016). Mit zunehmendem Alter wuchs die Gruppe der Nichtraucher. Der niedrigste Wert von 64% ist bei den 25- bis 29-Jährigen zu finden. Bei den ab 65-Jährigen waren es 91%. 65% der Frauen gaben an, noch nie geraucht zu haben, bei den Männern ist der Anteil mit 47% deutlich kleiner. Auch der Vergleich der Raucher hinsichtlich des Bildungsgrades macht Sinn. „Personen mit niedriger Bildung rauchen weitaus häufiger als Personen mit mittlerer Bildung und insbesondere als Personen mit hoher Bildung" (Lampert, Kuntz, Hoebel, Müters & Kroll, 2016). Weiter lässt sich erkennen, dass Raucher mit niedrigerer Bildung das Rauchen seltener oder später aufgeben, als Vergleichspersonen mit höherer Bildung. Laut dem Studienbrief Prävention und Gesundheitssystem (Papathanassiou, 2017) kann man außerdem darauf schließen, dass sich die Risikogruppe für Alkoholmissbrauch kaum von der für Erhöhten Tabakkonsum unterscheidet.

2.5 Präventions- und Interventionsprogramme zur Reduktion von Gesundheitsrisiken

Mit dem Wissen aus 2.4 scheint es von großer Bedeutung, Präventions- und Interventionsprogramme für Männer, Menschen mit niedrigerer Bildung und für Kinder und Jugendliche anzubieten. Die Kommission der Europäischen Gemeinschaften entwickelte bereits fünf Schwerpunktbereiche als Richtlinie für die Mitgliedsstaaten. Dazu zählt:

Schutz von Jugendlichen, Kindern und des Kindes im Mutterleib;

Senkung der Zahl der Verletzungen durch alkoholbedingte Straßenverkehrsunfälle;

Vorbeugung alkoholbedingter Schädigung bei Erwachsenen und Verringerung der negativen Auswirkungen auf den Arbeitsplatz;

Information, Aufklärung und Bewusstseinsbildung in Bezug auf die Auswirkungen schädlichen und riskanten Alkoholkonsums und angemessene Konsummuster;

Aufbau und Aktualisierung einer gemeinsamen Grundlage wissenschaftlich gesicherter Erkenntnisse auf EU-Ebene. Rübenach (2007)

Zwar beziehen sich diese Richtlinien ausschließlich auf die Prävention von alkoholbedingten Erkrankungen, jedoch können diese Punkte – mit Ausnahme des zweiten – analog auf das Rauchen angewandt werden.

2 .6 Konsequenzen für eine gesundheitsorientierte Beratung

Für die gesundheitsorientierte Beratung ergeben sich folgende Konsequenzen: Zuerst einmal ist es wichtig, bei den Betroffenen das Gefühl für ihr Problem zu entwickeln. Eben weil Tabak- und Alkoholkonsum in unserer Kultur toleriert und sogar zum Teil als angemessen betrachtet werden (z.B. ein Glas Wein zum Essen), ist es wichtig, auf die gesundheitlichen Probleme aufmerksam zu machen. Vor allem bei Rauchern tritt zudem oft das Phänomen des unrealistischen Optimismus auf (Pieter, 2017). Das bezeichnet die Vorstellung vieler Raucher, weniger verwundbar zu sein, als sie es tatsächlich sind. Geht man einen Schritt weiter, fehlt es deshalb an der Motivation, an der momentanen Situation, also an der Abhängigkeit, etwas ändern zu wollen. In diesem Falle muss der Berater also zuerst ein Problembewusstsein erzeugen, bevor es überhaupt zu einem konkreten Entschluss für eine Handlungsoption kommen kann. Ist dieser Schritt erfolgreich gemeistert, muss die Motivation soweit gesteigert werden, dass der Betroffene den Entschluss fasst, eine Veränderung herbeizuführen. Anschließend müssen passende Handlungspläne erarbeitet werden, damit ein Rückfall in die Abhängigkeit vermieden wird.

3 Beratungsgespräch zu Fallbeispiel 2: Herr F.

3.1 Einordnung in das HAPA-Modell

Herr F. befindet sich gemäß des HAPA-Modells in der Motivationsphase im Pro-zess der Verhaltensänderung. Das kann man daran festmachen, dass er sein Problem zwar bereits erkannt hat (nämlich die Rückenschmerzen) und auch etwas dagegen tun möchte. Allerdings hat er noch keinen Entschluss gefasst, für welche Handlungsoption er sich entscheidet. Der Rubikon (analog dem Rubikon-Modell nach Heckhausen & Gollwitzer, 1987; zitiert nach Pieter, 2017) ist also noch nicht überschritten.

In der Intentions- und Zielbildungsphase gilt es, folgende Ziele zu erreichen: Der Rubikon soll überschritten werden, das heißt, der Kunde soll so weit gebracht werden, dass er einen Entschluss fasst, von dem er nicht mehr zurück kann, ohne dass es entscheidende negative Konsequenzen für ihn hat (Pieter, 2017). Außerdem soll ein handlungswirksames Ziel kreiert werden. Das bedeutet, das Ziel soll eine positive Reaktion beim Kunden auslösen, es soll also einen „positiven, erkennbaren somatischen Marker" (Prof. Dr. H. Rehmer, persönl. Mitteilung, 19.09.2018) aufweisen. Außerdem soll es als „Hin-zu"-Ziel formuliert werden, also als Annäherungsziel. Der Kunde soll ein klares Bild davon im Kopf haben, auf welches Ziel er hinarbeitet. Als letztes Kriterium ist das Gefühl entscheidend, dass der Kunde es vollständig selbst beeinflussen kann (Prof. Dr. H. Rehmer, persönl. Mitteilung, 19.09.2018).

3.2 Die Rolle des Beraters und erste Schritte im Beratungsgespräch

Der Berater soll eine Coaching-Haltung einnehmen. Er leistet Hilfe zur Selbsthilfe, „Stichwort Empowerment" (Prof. Dr. H. Rehmer, persönl. Mitteilung, 19.09.2018). Wichtig ist hierbei, dass der Klient mehr gefragt als angeleitet wird, sodass er seine eigenen Ideen einbringen kann, gemäß den eigenen Maßstäben und Werten (Pieter, 2017). Der Coach ist zwar angehalten, ziel- und ressourcenorientiert neue Sichtweisen zu eröffnen, allerdings soll der Kunde vollkommen selbstständig Lösungswege herausarbeiten. Selbst wenn der Berater der Meinung ist, dass die Lösung nicht optimal oder zu wenig ist, sollte er nicht versuchen, den Klienten umzustimmen. Alternativen sollen eher bei einem späteren Treffen herausgearbeitet werden (Pieter, 2017).

Der erste Schritt im gesundheitspsychologischen Beratungsgespräch ist die Vorbereitung, bei der alle Informationen über den Klienten verinnerlicht und benötigtes Material bereitgelegt werden sollte. Außerdem ist laut Hofbauer und Hellwig (2009; zitiert nach Pieter, 2017) die mentale Vorbereitung auf das Gespräch der zentrale Punkt. Hierzu zählt die Prüfung der eigenen Einstellung (Haeske, 2008; zitiert nach Pieter, 2017): Um im Gesprächsverlauf die richtigen nonverbalen Signale zu senden, ist es unentbehrlich, von sich und seiner Arbeit überzeugt zu sein und sich auf die verschiedenen Arten der Klienten anpassen zu können. Der nächste Schritt ist die Kontaktaufnahme. Hier zählt der erste Eindruck, den der Berater hinterlässt. Das ist aus mehreren Gründen bedeutend. Zum Ersten können sich so Vorurteile bilden oder verfestigen, die sich durch den kompletten Gesprächsverlauf ziehen und so keine gute Beziehungsebene schaffen. Außerdem kann es zum sogenannten Überstrahlungs-Effekt kommen (Jung, 2006; zitiert nach Pieter, 2017). Das heißt, der Klient schließt von negativem Auftreten auf negative Charaktereigenschaften oder fehlende Kompetenz. Im Wesentlichen ist bei der Kontaktaufnahme folgendes zu beachten: gepflegtes Äußeres, Blickkontakt, freundliches Lächeln, positive Mimik, Gestik und Körperhaltung. Weiterer Bestandteil der Kontaktaufnahme ist die gegenseitige Vorstellung. Der Berater sollte hierbei seinen Namen und seine Aufgabe nennen und den Namen des Kunden in Erfahrung bringen. So ist es ihm möglich, diesen immer wieder ins Gespräch einfließen zu lassen, was neben einem guten ersten Eindruck die Beziehungsebene positiv beeinflussen kann (Pieter, 2017). Nach der Kontaktaufnahme ist der Aufbau einer persönlichen Beziehung der nächste Schritt. Die Schaffung und Aufrechterhaltung einer positiven Beziehungsebene ist dabei elementar. Die verbale Kommunikation wird den Hauptteil der Interaktion darstellen (Pieter, 2017). Dabei sollte darauf geachtet werden, die Sprache relativ simpel zu halten, zum Beispiel durch wenige Fachbegriffe, einfache, prägnante Sätze, aktive Satzkonstruktionen und die Verwendung vieler Substantive und Adjektive. Hierbei gibt es zwei verschiedene Herangehensweisen. Entweder gemäß des ausführlichen Beratungsgesprächs mit Fragen nach Interessen, bisheriger sportlicher Aktivität und dem Bestreben, Gemeinsamkeiten zwischen Coach und Klient festzustellen. Beim direkten Gesprächseinstieg hingegen wird gleich auf die Probleme, Wünsche und Bedürfnisse eingegangen (Pieter, 2017). Doch die nonverbale Kommunikation ist deutlich entscheidender für das Ziel der positiven Beziehungsebene. Als erstes wird empfohlen, dass sich Berater und Kunde schräg gegenüber sitzen (Knapp & Hall, 2002; zitiert nach Pieter, 2017). Weitere Einflussfaktoren sind laut Pieter Mimik (z.B. weit geöffnete Augen, die Interesse signalisieren), Gestik (z.B. Armbewegungen oberhalb der Taille, die Sicherheit verdeutlichen), Tonalität (z.B. eine tiefe Stimme, die angenehm und selbstsicher klingt) und allgemein das Auftreten (z.B. saubere Kleidung). Der Berater kann zudem die Methode des Pacings anwenden, indem er Körperhaltung, Mimik, Gestik etc. seines Gegenübers spiegelt und ihm so ein angenehmes Gefühl gibt, den sogenannten Rapport (Pieter, 2017). Ziel dieser ersten Schritte ist die Stärkung der Selbstwirksamkeitserwartung der Klienten und die Entwicklung konkreter Handlungsstrategien.

3.3 Gesprächsverlauf

Berater: „Guten Tag, Herr F.. Schön, Sie kennenzulernen. Mein Name ist Selina Glaubitz, ich bin heute Ihre Beraterin." *Klient:* „Hallo Frau Glaubitz."

Berater: „Setzen Sie sich doch bitte. Was hat Sie denn heute hierher geführt, Herr F.

Klient: „Ich bin Beamter und deswegen sitze ich den ganzen Tag. Seit gut einem Jahr habe ich regelmäßig Rückenschmerzen und möchte die jetzt in den Griff bekommen."

Berater: „Was wollen Sie denn konkret ändern und wie stellen Sie sich Ihre Situation dann vor?" *Klient:* „Ich will wieder mehr Sport treiben und meinen Rücken trainieren. Seit fünf Jahren mache ich keinen Sport mehr und will jetzt allgemein wieder fitter werden. Ich hoffe, dass meine Rückenschmerzen dadurch besser werden oder im Optimalfall ganz weggehen."

Berater: „Was sehen Sie denn dann momentan für kurz- und langfristige Folgen, wenn Sie Ihr Verhalten ändern oder nicht?" *Klient:* „Also wenn ich das Verhalten ändere, dann muss ich mich dazu überwinden, Sport zu treiben, muss Geld zahlen, aber es tut meinem Rücken gut, ich werde fitter und vielleicht lerne ich noch ein paar neue Leute kennen. Wenn ich nichts ändere, dann werden meine Rückenschmerzen wahrscheinlich immer schlimmer, ich werde mit zunehmendem Alter immer unbeweglicher und eingeschränkter, aber ich hätte auch mehr Zeit, um mich mit meinen Freunden zu treffen."

Berater: „Wenn Sie jetzt die Vorteile und Nachteile abwägen, was überwiegt dann für Sie, Herr F.?" *Klient:* „Also ich muss sagen, der Sport hat mir eigentlich schon Spaß gemacht, wenn ich dann dabei war und mein Rücken bereitet mir seit einem Jahr solche Schmerzen, dementsprechend sind die Vorteile schon größer."

Berater: „Das klingt doch schon super. Auf einer Skala von eins bis zehn, wie sicher sind Sie sich denn schon, dass Sie ein Training über einen Zeitraum von circa einem Jahr zwei Mal pro Woche durchhalten, selbst wenn Hindernisse auftreten?" *Klient:* „Also vielleicht so sieben."

Berater: „Mögliche Hindernisse wäre das Geld, die Überwindung und weniger Zeit für Freunde, ist das richtig?" *Klient:* „Ja, das stimmt."

Berater: „Wie viel Geld wären Sie denn bereit, im Monat auszugeben?" *Klient:* „Also nicht mehr als 50 €."

Berater: „Da bin ich mir sicher, dass wir eine geeignete Lösung für Sie finden, Herr F. Wenn Sie außerdem sagen, dass die Überwindung ein Problem darstellen kann, haben Sie sich denn schon des Öfteren zu etwas überwinden müssen?" *Klient:* „Ja, bis vor fünf Jahren habe ich noch Fußball gespielt, da war ich zwar immer im Training, aber da war das mit der Motivation auch nicht immer so leicht."

Berater: „Was hat Sie dann doch immer bewogen, zum Training zu gehen?" *Klient:* „Der Sport im Team hat mir immer Spaß gemacht und das war eben doch ein fester Termin, den man nicht ohne Grund einfach absagt. Außerdem war der Ansporn, wenn ich nicht zum Training komme, darf ich beim Spiel nur auf der Bank sitzen."

Berater: „Herr F., als Lösung kann ich Ihnen unsere Kurse empfehlen. So haben Sie das Training in einer Gruppe und haben auch immer einen fixen Termin. Damit Sie aber auch noch genügend Zeit für Ihre Freunde haben, können Sie ganz flexibel zwi-schen mehreren Terminen wählen. Speziell unser Rückenschulkurs findet an zwei Tagen in der Woche jeweils zu verschiedenen Uhrzeiten statt. Sie können aber zusätzlich noch alle anderen Kurse, zum Beispiel Spinning besuchen." *Klient:* „Ja, ich glaube, das wür-de mir Spaß machen und das ist bestimmt gut für meinen Rücken."

Berater: „Was wären denn dann erste Schritt auf dem Weg zur angestrebten Beschwer-defreiheit?" *Klient:* „Ich fange so bald es geht mit den Kursen an. Ich kann ja einmal pro Woche den Rückenschulkurs machen und zusätzlich einmal pro Woche einen ande-ren Kurs. Dann kann ich mir aussuchen, was mir am besten gefällt. Wenn ich dann re-gelmäßig zwei Kurse pro Woche in meinen Alltag einplane, habe ich immer schon feste Termine. Falls ich dann abends mit meinen Freunden etwas unternehme, komme ich eben stattdessen direkt nach der Arbeit."

Berater: „Das ist eine hervorragende Lösung, Herr F.. Habe ich Sie dann richtig verstanden, dass Sie das Kurspaket für 45€ im Monat für vorerst ein Jahr bei uns nutzen möchten?" *Klient:* „Ja, das ist richtig." *Berater:* „Dann bereite ich die Unterlagen vor und wir können gleich erste Termine vereinbaren, ist das in Ordnung?" *Klient:* „Ja, das machen wir."

Jetzt ist der Rubikon endgültig überschritten.

Zur methodischen Vorgehensweise und den verwendeten Werkzeugen: Der erste Schritt ist die Begrüßung, bei der die Werkzeuge freundliches und kompetentes Auftreten durch gepflegtes Erscheinungsbild, Lächeln, etc. verwendet werden. Im darauffolgen-den Gespräch wird durchgehend das Werkzeug des aktiven Zuhörens verwendet. Das äußert sich zum Beispiel in Feedback-fragen, aber auch in bestätigendem Nicken, etc. Als nächstes werden die Motive und Beweggründe des Kunden ermittelt. Wichtig ist hierbei das Werkzeug der offenen Fragen, also Was- und Wie-Fragen im obigen Ge-spräch. Der Kunde wird so animiert, von sich aus zu erzählen. Danach wird der Klient durch die Frage: „Was wollen Sie denn konkret ändern und wie stellen Sie sich Ihre Si-tuation dann vor?" dazu gebracht, einen Perspektivenwechsel vorzunehmen. Das gehört schon zur Schaffung eines Problembewusstseins. Anschließend wird mit dem Kunden eine Kosten-Nutzen-Abwägung durchgeführt. Hier wird das Werkzeug „4-Felder-Tafel" verwendet. Der Klient skizziert mit Worten die kurz- und langfristigen Folgen seines Verhaltens. Hierbei wird offensichtlich, dass sowohl auf der Veränderungsseite, als auch auf der Seite, die für eine Beibehaltung des Verhaltens steht, emotionale und rationale Argumente mit einfließen. Der nächste Schritt ist dann, die Selbstwirksamkeitserwartung des Kunden zunächst zu erfragen und dann zu steigern. Durch das Werkzeug der skalierenden Frage muss der Klient selbst einschätzen, wie hoch seine Selbstwirksamkeit in dem konkreten Fall sein wird. Bei der Einwands-/Vorwandsvorbehandlung bzw. beim Barrieremanagement schließlich wird nicht nur die Selbstwirksamkeitserwartung gesteigert, indem dem Klienten durch eine direkte Erfahrung bewusst gemacht wird, dass er ähnliche Situationen bereits erfolgreich gemeistert hat (Pieter, 2017), sondern auch sein Einwand des Preises wird entkräftet. Das Hindernis, weniger Zeit für Freunde zu haben, wird anschließend im nächsten Schritt, dem Lösungsangebot beseitigt. Es wird hier nochmal auf die Barrieren eingegangen: Der Klient trainiert in einer Gruppe, was ihm bei vorheriger sportlicher Aktivität bereits motiviert hat, er hat einen fixen Termin, den er einhalten muss, was ihm hilft, die Aktivität aufrecht zu erhalten. Dennoch ist er flexibel, um sich auch Zeit für seine Freunde zu nehmen. Letztendlich wird ihm natürlich der Nutzen aufgezeigt, indem die Rückenschulkurse gezielt genannt werden. Im Anschluss wird der Kunde animiert, selbst ein Teilziel nach der SMART-Methode zu formulieren. Das Ziel ist spezifisch, da es in der Gegenwart formuliert ist und bereits einmal pro Woche Rückenschule und zusätzlich einen anderen Kurs vorsieht. Dadurch ist es auch messbar. Die Attraktivität resultiert aus dem Verschwinden der „Last" der Rückenschmerzen. Er muss sich zwar überwinden, aber trotzdem ist das Ziel durchaus realistisch und durch die Vereinbarung erster Termine wird es auch terminiert. Der letzte Schritt ist der Vertragsabschluss mit dem Werkzeug der Feedback-frage.

4 Literaturverzeichnis

Böhm, K. (2016). 10.1 Gesundheitszustand der Bevölkerung und Ressourcen der Gesundheitsversorgung. In Statistisches Bundesamt (Hrsg.), *Datenreport 2016 (10)* (S. 275-290). Wiesbaden: Statistisches Bundesamt.

Die Drogenbeauftragte der Bundesregierung. (2018). *Suchtstoffe und Abhängigkeiten.* Zugriff am 27.09.2018. Verfügbar unter https://www.drogenbeauftragte.de /themen/suchtstoffe-und-abhaengigkeiten.html

Deutsche Hochschule für Prävention und Gesundheitsmanagement. (2018). *ppt2_psygv_rev19.* Zugriff am 22.09.2018. Verfügbar unter https://ilias.dhfpg.de/goto.php?target=fold_2998366

Dohnke, B., Müller-Fahrnow, W. & Knäuper, B. (2006). Der Einfluss von Ergebnis- und Selbstwirksamkeitserwartungen auf die Ergebnisse einer Rehabilitation nach Hüftgelenkersatz. *Zeitschrift für Gesundheitspsychologie, 14* (1), 11-20.

Institut Suchtprävention, pro mente Oberösterreich. (2016). *Theorien der Suchtentstehung.* Zugriff am 25.09.2018. Verfügbar unter https://www.praevention.at/sucht-vorbeugung/begriffs-und-problemdefinitionen/theorien-der-suchtentstehung.html

Lampert, T., Kuntz, B., Hoebel, J., Müters, S. & Kroll, L. E. (2016). 10.3 Gesundheitliche Ungleichheit. In Statistisches Bundesamt (Hrsg.), *Datenreport 2016 (10)* (S. 302-314). Wiesbaden: Hrsg.

Papathanassiou, V. (2017). *Studienbrief Gesundheitssystem und Prävention* (rev.18.028.000). Saarbrücken: Deutsche Hochschule für Prävention und Gesundheitsmanagement.

Pieter, A. (2017). *Studienbrief Psychologie des Gesundheitsverhaltens* (rev.18.027.000). Saarbrücken: Deutsche Hochschule für Prävention und Gesundheitsmanagement.

Rübenach, S. P. (2007). Die Erfassung alkoholbedingter Sterbefälle in der Todesursachenstatistik 1980 bis 2005. In Statistisches Bundesamt (Hrsg.), *Wirtschaft und Statistik (3/2007)* (S. 278-291). Wiesbaden: Hrsg.

Schneider, J. & Rief, W. (2007). Selbstwirksamkeitserwartungen und Therapieerfolge bei Patienten mit anhaltender somatoformer Schmerzstörung (ICD-10: F45.4). *Zeitschrift für Klinische Psychologie und Psychotherapie, 36* (1), 46-56.

Soyka, M. (1999). Psychiatrische Definition der Sucht. Gewöhnung, Mißbrauch und Abhängigkeit. *Der Internist, 40* (6), 590-596.

Statistisches Bundesamt (Destatis). (2018). *Die Erfassung alkoholbedingter Sterbefälle in der Todesursachenstatistik 1980 bis 2005.* Zugriff am 27.09.2018. Verfügbar unter https://www.destatis.de/DE/Publikationen/WirtschaftStatistik/Gesundheitswesen/AlkoholSterbefaelle.html

Yalachkov, Y., Kaiser, J., Roeper, J. & Naumer, M. J. (2012). Neurobiologische und kognitive Grundlagen der Sucht. *Zeitschrift für Psychiatrie, Psychologie und Psychotherapie, 60* (3), 217-224.

5 Abbildungs- und Tabellenverzeichnis

5.1 Tabellenverzeichnis

5.2 Abbildungsverzeichnis

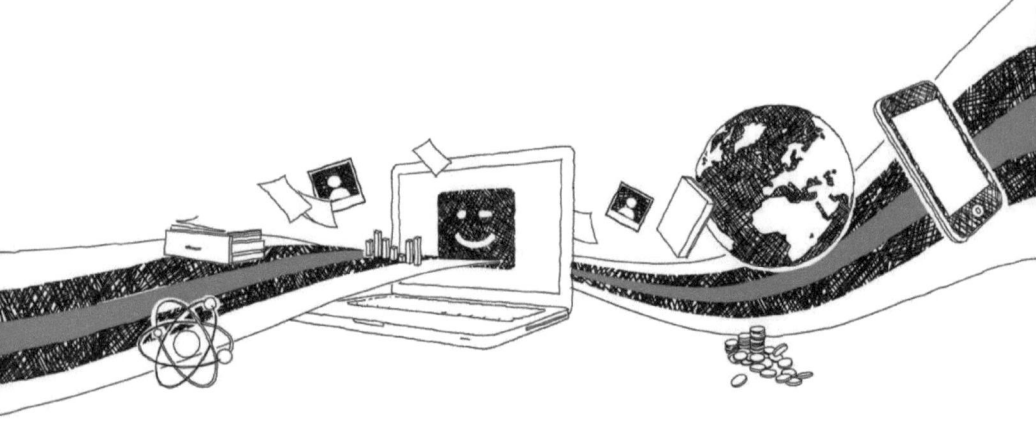
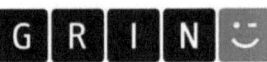

Bücher von Ernst Probst

Christl-Marie Schultes. Die erste Fliegerin in Bayern
(zusammen mit Theo Lederer)
Frauen im Weltall
Königinnen der Lüfte
Königinnen der Lüfte von A bis Z. Biografien berühmter
Fliegerinnen, Ballonfahrerinnen, Luftschifferinnen,
Fallschirmspringerinnen und Astronautinnen
Drei Königinnen der Lüfte in Bayern. Thea Knorr –
Christl-Marie Schultes – Lisl Schwab (zusammen
mit Josef Eimannsberger)
Königinnen der Lüfte in Deutschland
Königinnen der Lüfte in Frankreich
Königinnen der Lüfte in England, Australien
und Neuseeland
Königinnen der Lüfte in Europa
Königinnen der Lüfte in Amerika
Sturzflüge für Deutschland. Kurzbiografie der Testfliegerin
Melitta Schenk Gräfin von Stauffenberg (zusammen mit
Heiko Peter Melle)
Theo Lederer. Ein Flugzeugsammler in Bayern
Tony und Bruno Werntgen. Zwei Leben für die Luftfahrt
(zusammen mit Paul Wirtz)

Bestellungen bei: www.grin.com

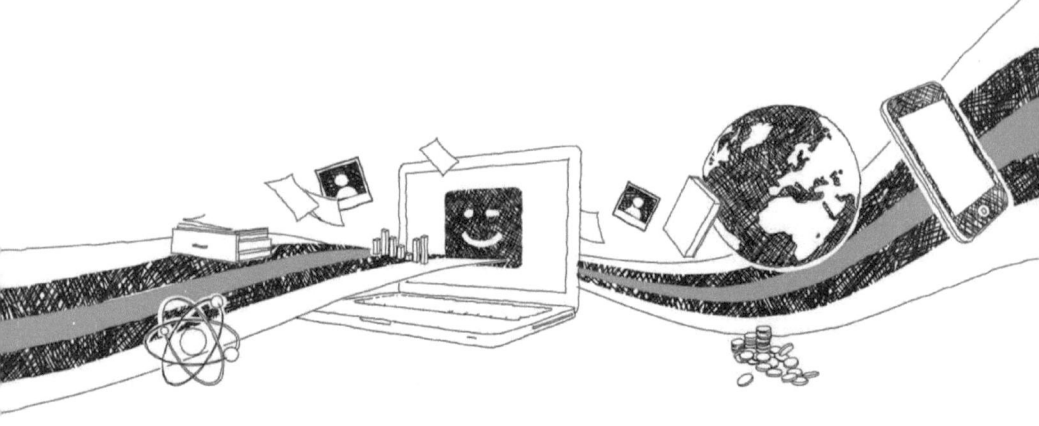
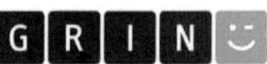